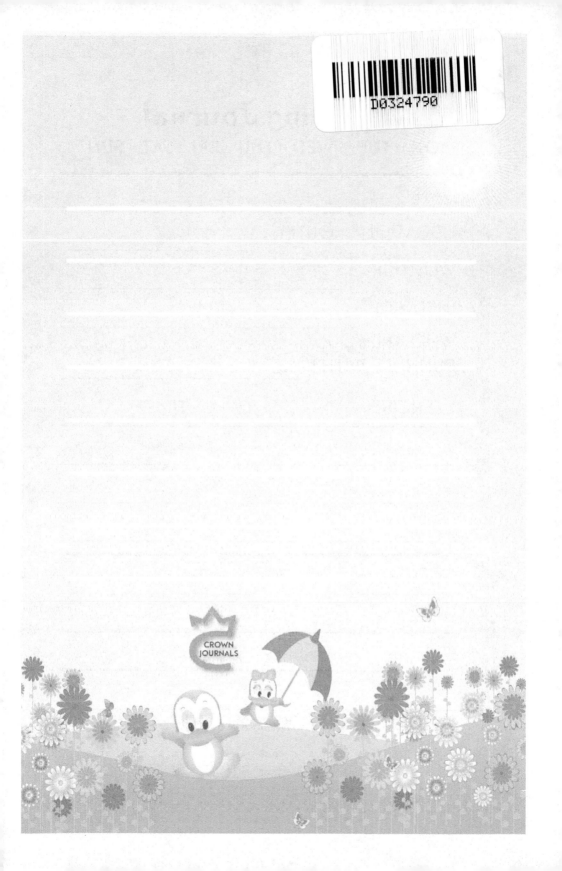

CROWN
JOURNALS

Running Journal

MON   TUE   WED   THU   FRI   SAT   SUN

DATE: _____

LOCATION/ ROUTE: _____

WEATHER: _____

DISTANCE: _____   TIME: _____

WHO ARE YOU
RUNNING WITH? _____

EXERCISE: _____   TIME _____

_____   _____

_____   _____

_____   _____

NOTES: _____

_____

_____

_____

HOW DO YOU FEEL?

😞 🙁 😐 🙂 😊

Running Journal

MON TUE WED THU FRI SAT SUN

DATE:

LOCATION/ ROUTE:

WEATHER:

DISTANCE: _____ TIME: _____

WHO ARE YOU
RUNNING WITH?

EXERCISE: | TIME

NOTES:

HOW DO YOU FEEL?

Running Journal

MON   TUE   WED   THU   FRI   SAT   SUN

DATE: _____

LOCATION/ ROUTE: _____

WEATHER: _____

DISTANCE: _____   TIME: _____

WHO ARE YOU
RUNNING WITH? _____

EXERCISE: _____   TIME

_____   _____

_____   _____

_____   _____

NOTES: _____

_____

_____

_____

HOW DO YOU FEEL?

Running Journal

MON TUE WED THU FRI SAT SUN

DATE: _____

LOCATION/ ROUTE: _____

WEATHER: _____

DISTANCE: _____ TIME: _____

WHO ARE YOU
RUNNING WITH? _____

EXERCISE: _____ TIME

_____ _____

_____ _____

_____ _____

NOTES: _____

_____

_____

_____

HOW DO YOU FEEL?

Running Journal

MON TUE WED THU FRI SAT SUN

DATE: _____

LOCATION/ ROUTE: _____

WEATHER: _____

DISTANCE: _____ TIME: _____

WHO ARE YOU
RUNNING WITH? _____

EXERCISE: _____ TIME

_____ _____

_____ _____

_____ _____

NOTES: _____

_____

_____

_____

HOW DO YOU FEEL?

☹ 🙁 😐 🙂 😊

Running Journal

MON   TUE   WED   THU   FRI   SAT   SUN

DATE: _____

LOCATION/ ROUTE: _____

WEATHER: _____

DISTANCE: _____   TIME: _____

WHO ARE YOU
RUNNING WITH? _____

EXERCISE: TIME

_____   _____

_____   _____

_____   _____

_____   _____

NOTES: _____

_____

_____

_____

HOW DO YOU FEEL?

☹ ☹   😐   🙂 😊

Running Journal

MON   TUE   WED   THU   FRI   SAT   SUN

DATE: _____

LOCATION/ ROUTE: _____

WEATHER: _____

DISTANCE: _____   TIME: _____

WHO ARE YOU
RUNNING WITH? _____

EXERCISE: _____   TIME

_____   _____

_____   _____

_____   _____

NOTES: _____

_____

_____

_____

HOW DO YOU FEEL?

Running Journal

MON   TUE   WED   THU   FRI   SAT   SUN

DATE: _____

LOCATION/ ROUTE: _____

WEATHER: _____

DISTANCE: _____   TIME: _____

WHO ARE YOU
RUNNING WITH? _____

EXERCISE: TIME

_____   _____

_____   _____

_____   _____

_____   _____

NOTES:

_____

_____

_____

_____

HOW DO YOU FEEL?

Running Journal

MON   TUE   WED   THU   FRI   SAT   SUN

DATE: _____

LOCATION/ ROUTE: _____

WEATHER: _____

DISTANCE: _____ TIME: _____

WHO ARE YOU
RUNNING WITH? _____

EXERCISE: TIME

_____   _____

_____   _____

_____   _____

_____   _____

NOTES:

_____

_____

_____

_____

HOW DO YOU FEEL?

Running Journal

MON   TUE   WED   THU   FRI   SAT   SUN

DATE: _____

LOCATION/ ROUTE: _____

WEATHER: _____

DISTANCE: _____ TIME: _____

WHO ARE YOU
RUNNING WITH? _____

EXERCISE: _____ TIME

_____ _____

_____ _____

_____ _____

_____ _____

NOTES: _____

_____

_____

_____

HOW DO YOU FEEL?

☹ ☹   😐   🙂   😊

Running Journal

MON   TUE   WED   THU   FRI   SAT   SUN

DATE: _____

LOCATION/ ROUTE: _____

WEATHER: _____

DISTANCE: _____   TIME: _____

WHO ARE YOU
RUNNING WITH? _____

EXERCISE: TIME

_____   _____

_____   _____

_____   _____

_____   _____

NOTES: _____

_____

_____

_____

HOW DO YOU FEEL?

☹ ☹ 😐 🙂 😊

Running Journal

MON   TUE   WED   THU   FRI   SAT   SUN

DATE: _____

LOCATION/ ROUTE: _____

WEATHER: _____

DISTANCE: _____   TIME: _____

WHO ARE YOU
RUNNING WITH? _____

EXERCISE: _____   **TIME**

_____   _____

_____   _____

_____   _____

NOTES: _____

_____

_____

_____

HOW DO YOU FEEL?

Running Journal

MON TUE WED THU FRI SAT SUN

DATE: _____

LOCATION/ ROUTE: _____

WEATHER: _____

DISTANCE: _____ TIME: _____

WHO ARE YOU
RUNNING WITH? _____

EXERCISE: _____ TIME _____

_____ _____

_____ _____

_____ _____

NOTES: _____

_____

_____

_____

_____

HOW DO YOU FEEL?

😟 🙁 😐 🙂 😊

Running Journal

MON   TUE   WED   THU   FRI   SAT SUN

DATE: _____

LOCATION/ ROUTE: _____

WEATHER: _____

DISTANCE: _____ TIME: _____

WHO ARE YOU
RUNNING WITH? _____

EXERCISE:	TIME
_____	_____
_____	_____
_____	_____
_____	_____

NOTES: _____

_____

_____

HOW DO YOU FEEL?

☹ 🙁 😐 🙂 😊

Running Journal

MON   TUE   WED   THU   FRI   SAT   SUN

DATE: _____

LOCATION/ ROUTE: _____

WEATHER: _____

DISTANCE: _____   TIME: _____

WHO ARE YOU
RUNNING WITH? _____

EXERCISE: _____   TIME

_____   _____

_____   _____

_____   _____

NOTES: _____

_____

_____

_____

HOW DO YOU FEEL?

☹ 🙁 😐 🙂 😊

Running Journal

MON TUE WED THU FRI SAT SUN

DATE: _____

LOCATION/ ROUTE: _____

WEATHER: _____

DISTANCE: _____ TIME: _____

WHO ARE YOU
RUNNING WITH? _____

EXERCISE: _____ **TIME**

_____ _____

_____ _____

_____ _____

NOTES: _____

_____

_____

_____

HOW DO YOU FEEL?

Running Journal

MON TUE WED THU FRI SAT SUN

DATE: _____

LOCATION/ ROUTE: _____

WEATHER: _____

DISTANCE: _____   TIME: _____

WHO ARE YOU
RUNNING WITH? _____

EXERCISE: _____   TIME

_____   _____

_____   _____

_____

NOTES: _____

_____

_____

_____

HOW DO YOU FEEL?

Running Journal

MON   TUE   WED   THU   FRI   SAT   SUN

DATE:

LOCATION/ ROUTE:

WEATHER:

DISTANCE: _____   TIME: _____

WHO ARE YOU
RUNNING WITH?

EXERCISE: _____   **TIME**

_____   _____

_____   _____

_____   _____

_____   _____

NOTES:

_____

_____

_____

_____

HOW DO YOU FEEL?

Running Journal

MON   TUE   WED   THU   FRI   SAT   SUN

DATE: _____

LOCATION/ ROUTE: _____

WEATHER: _____

DISTANCE: _____   TIME: _____

WHO ARE YOU
RUNNING WITH? _____

EXERCISE: _____   TIME: _____

_____   _____

_____   _____

_____   _____

NOTES: _____

_____

_____

_____

HOW DO YOU FEEL?

☹   🙁   😐   🙂   😊

Running Journal

MON TUE WED THU FRI SAT SUN

DATE: _____

LOCATION/ ROUTE: _____

WEATHER: _____

DISTANCE: _____ TIME: _____

WHO ARE YOU
RUNNING WITH? _____

EXERCISE: **TIME**

_____   _____

_____   _____

_____   _____

_____   _____

NOTES: _____

_____

_____

_____

_____

HOW DO YOU FEEL?

Running Journal

MON   TUE   WED   THU   FRI   SAT   SUN

DATE: _____

LOCATION/ ROUTE: _____

WEATHER: _____

DISTANCE: _____   TIME: _____

WHO ARE YOU
RUNNING WITH? _____

EXERCISE: TIME

_____   _____

_____   _____

_____   _____

_____   _____

NOTES:

_____

_____

_____

_____

HOW DO YOU FEEL?

Running Journal

MON   TUE   WED   THU   FRI   SAT   SUN

DATE: _____

LOCATION/ ROUTE: _____

WEATHER: _____

DISTANCE: _____   TIME: _____

WHO ARE YOU
RUNNING WITH? _____

EXERCISE: _____   **TIME** _____

_____   _____

_____   _____

_____   _____

NOTES: _____

_____

_____

_____

HOW DO YOU FEEL?

Running Journal

MON   TUE   WED   THU   FRI   SAT   SUN

DATE:

LOCATION/ ROUTE:

WEATHER:

DISTANCE: _____   TIME:

WHO ARE YOU
RUNNING WITH?

EXERCISE: TIME

_____   _____

_____   _____

_____   _____

_____   _____

NOTES:

_____

_____

_____

_____

HOW DO YOU FEEL?

Running Journal

MON   TUE   WED   THU   FRI   SAT   SUN

DATE: _____

LOCATION/ ROUTE: _____

WEATHER: _____

DISTANCE: _____   TIME: _____

WHO ARE YOU
RUNNING WITH? _____

EXERCISE: _____   **TIME**

_____   _____

_____   _____

_____   _____

NOTES: _____

_____

_____

_____

HOW DO YOU FEEL?

☹ ☹   😐   🙂   😊

Running Journal

MON   TUE   WED   THU   FRI   SAT   SUN

DATE: _____

LOCATION/ ROUTE: _____

WEATHER: _____

DISTANCE: _____   TIME: _____

WHO ARE YOU
RUNNING WITH? _____

EXERCISE: **TIME**

_____   _____

_____   _____

_____   _____

_____   _____

NOTES: _____

_____

_____

_____

_____

HOW DO YOU FEEL?

Running Journal

MON   TUE   WED   THU   FRI   SAT   SUN

DATE: _____

LOCATION/ ROUTE: _____

WEATHER: _____

DISTANCE: _____   TIME: _____

WHO ARE YOU
RUNNING WITH? _____

EXERCISE: _____   **TIME**

_____   _____

_____   _____

_____   _____

_____

NOTES: _____

_____

_____

_____

HOW DO YOU FEEL?

☹ ☹   😐 🙂 🙂

Running Journal

MON TUE WED THU FRI SAT SUN

DATE: _____

LOCATION/ ROUTE: _____

WEATHER: _____

DISTANCE: _____ TIME: _____

WHO ARE YOU
RUNNING WITH? _____

EXERCISE: | TIME
_____ | _____
_____ | _____
_____ | _____
_____ | _____

NOTES: _____
_____
_____
_____

HOW DO YOU FEEL?

☹ 🙁 😐 🙂 😃

Running Journal

MON   TUE   WED   THU   FRI   SAT   SUN

DATE:

LOCATION/ ROUTE:

WEATHER:

DISTANCE: _____   TIME:

WHO ARE YOU
RUNNING WITH?

EXERCISE: TIME

NOTES:

HOW DO YOU FEEL?

Running Journal

MON   TUE   WED   THU   FRI   SAT   SUN

DATE: _____

LOCATION/ ROUTE: _____

WEATHER: _____

DISTANCE: _____ TIME: _____

WHO ARE YOU
RUNNING WITH? _____

EXERCISE: _____ TIME

_____   _____

_____   _____

_____   _____

NOTES: _____

_____

_____

_____

HOW DO YOU FEEL?

Running Journal

MON   TUE   WED   THU   FRI   SAT   SUN

DATE: _____

LOCATION/ ROUTE: _____

WEATHER: _____

DISTANCE: _____   TIME: _____

WHO ARE YOU
RUNNING WITH? _____

EXERCISE: **TIME**

_____   _____

_____   _____

_____   _____

_____   _____

NOTES: _____

_____

_____

_____

HOW DO YOU FEEL?

☹ ☹   😐   🙂   😊

Running Journal

MON   TUE   WED   THU   FRI   SAT   SUN

DATE: _____

LOCATION/ ROUTE: _____

WEATHER: _____

DISTANCE: _____ TIME: _____

WHO ARE YOU
RUNNING WITH? _____

EXERCISE:	TIME
_____	_____
_____	_____
_____	_____
_____	_____

NOTES: _____
_____
_____
_____
_____

HOW DO YOU FEEL?

:(:| :| :) :)

Running Journal

MON   TUE   WED   THU   FRI   SAT   SUN

DATE: _____

LOCATION/ ROUTE: _____

WEATHER: _____

DISTANCE: _____   TIME: _____

WHO ARE YOU
RUNNING WITH? _____

EXERCISE: TIME

_____   _____

_____   _____

_____   _____

_____   _____

NOTES: _____

_____

_____

_____

_____

HOW DO YOU FEEL?

Running Journal

MON   TUE   WED   THU   FRI   SAT   SUN

DATE: _____

LOCATION/ ROUTE: _____

WEATHER: _____

DISTANCE: _____   TIME: _____

WHO ARE YOU
RUNNING WITH? _____

EXERCISE: _____   TIME _____

_____   _____

_____   _____

_____   _____

NOTES: _____

_____

_____

_____

HOW DO YOU FEEL?

😞   🙁   😐   🙂   😊

Running Journal

MON   TUE   WED   THU   FRI   SAT   SUN

DATE:

LOCATION/ ROUTE:

WEATHER:

DISTANCE: _____   TIME:

WHO ARE YOU
RUNNING WITH?

EXERCISE: _____   TIME

_____   _____

_____   _____

_____   _____

NOTES:

HOW DO YOU FEEL?

Running Journal

MON   TUE   WED   THU   FRI   SAT   SUN

DATE: _____

LOCATION/ ROUTE: _____

WEATHER: _____

DISTANCE: _____ TIME: _____

WHO ARE YOU
RUNNING WITH? _____

EXERCISE: TIME

_____   _____

_____   _____

_____   _____

_____   _____

NOTES: _____

_____

_____

_____

HOW DO YOU FEEL?

😦 🙁 😐 🙂 😊

Running Journal

MON   TUE   WED   THU   FRI   SAT   SUN

DATE: _____

LOCATION/ ROUTE: _____

WEATHER: _____

DISTANCE: _____   TIME: _____

WHO ARE YOU
RUNNING WITH? _____

EXERCISE: _____   TIME

_____   _____

_____   _____

_____   _____

NOTES: _____

_____

_____

_____

HOW DO YOU FEEL?

Running Journal

MON TUE WED THU FRI SAT SUN

DATE: _____

LOCATION/ ROUTE: _____

WEATHER: _____

DISTANCE: _____ TIME: _____

WHO ARE YOU
RUNNING WITH? _____

EXERCISE: _____ TIME _____

_____ _____

_____ _____

_____ _____

NOTES: _____

_____

_____

_____

HOW DO YOU FEEL?

☹ 😕 😐 🙂 😊

Running Journal

MON   TUE   WED   THU   FRI   SAT   SUN

DATE: _____

LOCATION/ ROUTE: _____

WEATHER: _____

DISTANCE: _____   TIME: _____

WHO ARE YOU
RUNNING WITH? _____

EXERCISE: _____   TIME _____

_____   _____

_____   _____

_____

NOTES: _____

_____

_____

_____

HOW DO YOU FEEL?

☹ 🙁   😐   🙂   😊

Running Journal

MON   TUE   WED   THU   FRI   SAT   SUN

DATE: _____

LOCATION/ ROUTE: _____

WEATHER: _____

DISTANCE: _____   TIME: _____

WHO ARE YOU
RUNNING WITH? _____

EXERCISE: _____   TIME _____

_____   _____

_____   _____

_____   _____

NOTES: _____

_____

_____

_____

HOW DO YOU FEEL?

☹ 🙁 😐 🙂 😊

Running Journal

MON TUE WED THU FRI SAT SUN

DATE:

LOCATION/ ROUTE:

WEATHER:

DISTANCE: _____ TIME:

WHO ARE YOU
RUNNING WITH?

EXERCISE: TIME

NOTES:

HOW DO YOU FEEL?

Running Journal

MON   TUE   WED   THU   FRI   SAT   SUN

DATE: _____

LOCATION/ ROUTE: _____

WEATHER: _____

DISTANCE: _____   TIME: _____

WHO ARE YOU
RUNNING WITH? _____

EXERCISE: _____   TIME _____

_____   _____

_____   _____

_____   _____

NOTES: _____

_____

_____

_____

HOW DO YOU FEEL?

☹ 🙁 😐 🙂 😊

Running Journal

MON   TUE   WED   THU   FRI   SAT   SUN

DATE: _____

LOCATION/ ROUTE: _____

WEATHER: _____

DISTANCE: _____   TIME: _____

WHO ARE YOU
RUNNING WITH? _____

EXERCISE: _____   TIME

_____   _____

_____   _____

_____   _____

_____

NOTES:

_____

_____

_____

_____

HOW DO YOU FEEL?

☹ 🙁 😐 🙂 😊

Running Journal

MON   TUE   WED   THU   FRI   SAT   SUN

DATE: _____

LOCATION/ ROUTE: _____

WEATHER: _____

DISTANCE: _____   TIME: _____

WHO ARE YOU
RUNNING WITH? _____

EXERCISE: _____   TIME _____

_____   _____

_____   _____

_____   _____

NOTES: _____

_____

_____

_____

HOW DO YOU FEEL?

☹   🙁   😐   🙂   😊

Running Journal

MON   TUE   WED   THU   FRI   SAT   SUN

DATE: _____

LOCATION/ ROUTE: _____

WEATHER: _____

DISTANCE: _____   TIME: _____

WHO ARE YOU
RUNNING WITH? _____

EXERCISE: TIME

_____   _____

_____   _____

_____   _____

_____   _____

NOTES: _____

_____

_____

_____

HOW DO YOU FEEL?

Running Journal

MON TUE WED THU FRI SAT SUN

DATE: _____

LOCATION/ ROUTE: _____

WEATHER: _____

DISTANCE: _____ TIME: _____

WHO ARE YOU
RUNNING WITH? _____

EXERCISE: _____ TIME

_____ _____

_____ _____

_____ _____

NOTES: _____

_____

_____

_____

HOW DO YOU FEEL?

Running Journal

MON   TUE   WED   THU   FRI   SAT   SUN

DATE: _____

LOCATION/ ROUTE: _____

WEATHER: _____

DISTANCE: _____   TIME: _____

WHO ARE YOU
RUNNING WITH? _____

EXERCISE: _____   TIME
_____   _____
_____   _____
_____
_____

NOTES: _____
_____
_____
_____

HOW DO YOU FEEL?

☹ ☹   😐   🙂   😊

Running Journal

MON   TUE   WED   THU   FRI   SAT   SUN

DATE: _____

LOCATION/ ROUTE: _____

WEATHER: _____

DISTANCE: _____ TIME: _____

WHO ARE YOU
RUNNING WITH? _____

EXERCISE: TIME

_____   _____

_____   _____

_____   _____

_____   _____

NOTES: _____

_____

_____

_____

HOW DO YOU FEEL?

Running Journal

MON TUE WED THU FRI SAT SUN

DATE:

LOCATION/ ROUTE:

WEATHER:

DISTANCE: _____ TIME:

WHO ARE YOU
RUNNING WITH?

EXERCISE: _____ TIME

_____

_____

_____

NOTES:

HOW DO YOU FEEL?

Running Journal

MON TUE WED THU FRI SAT SUN

DATE: _____

LOCATION/ ROUTE: _____

WEATHER: _____

DISTANCE: _____ TIME: _____

WHO ARE YOU
RUNNING WITH? _____

EXERCISE: _____   TIME _____

_____   _____

_____   _____

_____   _____

NOTES: _____

_____

_____

_____

HOW DO YOU FEEL?

☹ 🙁 😐 🙂 😊

Running Journal

MON   TUE   WED   THU   FRI   SAT   SUN

DATE: _____

LOCATION/ ROUTE: _____

WEATHER: _____

DISTANCE: _____ TIME: _____

WHO ARE YOU
RUNNING WITH? _____

EXERCISE: _____ TIME

_____   _____

_____   _____

_____   _____

NOTES: _____

_____

_____

_____

HOW DO YOU FEEL?

☹ ☹   😐   🙂 😊

Running Journal

MON   TUE   WED   THU   FRI   SAT   SUN

DATE: _____

LOCATION/ ROUTE: _____

WEATHER: _____

DISTANCE: _____   TIME: _____

WHO ARE YOU
RUNNING WITH? _____

EXERCISE: TIME

_____   _____

_____   _____

_____   _____

_____   _____

NOTES: _____

_____

_____

_____

_____

HOW DO YOU FEEL?

☹ ☹ 😐 🙂 😊

Running Journal

MON   TUE   WED   THU   FRI   SAT   SUN

DATE: _____

LOCATION/ ROUTE: _____

WEATHER: _____

DISTANCE: _____ TIME: _____

WHO ARE YOU
RUNNING WITH? _____

EXERCISE:	TIME
_____	_____
_____	_____
_____	_____
_____	_____

NOTES: _____

_____

_____

_____

HOW DO YOU FEEL?

☹ ☹   😐   🙂   😊

Running Journal

MON   TUE   WED   THU   FRI   SAT   SUN

DATE: _____

LOCATION/ ROUTE: _____

WEATHER: _____

DISTANCE: _____   TIME: _____

WHO ARE YOU
RUNNING WITH? _____

EXERCISE: _____   TIME

_____   _____

_____   _____

_____   _____

NOTES: _____

_____

_____

_____

HOW DO YOU FEEL?

☹ 🙁 😐 🙂 😊

Running Journal

MON   TUE   WED   THU   FRI   SAT   SUN

DATE:

LOCATION/ ROUTE:

WEATHER:

DISTANCE: _____   TIME:

WHO ARE YOU
RUNNING WITH?

EXERCISE: TIME

NOTES:

HOW DO YOU FEEL?

Running Journal

MON   TUE   WED   THU   FRI   SAT   SUN

DATE: _____

LOCATION/ ROUTE: _____

WEATHER: _____

DISTANCE: _____   TIME: _____

WHO ARE YOU
RUNNING WITH? _____

EXERCISE: _____   TIME _____

_____   _____

_____   _____

_____   _____

NOTES: _____

_____

_____

_____

HOW DO YOU FEEL?

Running Journal

MON   TUE   WED   THU   FRI   SAT   SUN

DATE: _____

LOCATION/ ROUTE: _____

WEATHER: _____

DISTANCE: _____   TIME: _____

WHO ARE YOU
RUNNING WITH? _____

EXERCISE: _____   TIME

_____   _____

_____   _____

_____   _____

_____   _____

NOTES: _____

_____

_____

_____

_____

HOW DO YOU FEEL?

☹ ☹   😐 ☺ 😊

Running Journal

MON   TUE   WED   THU   FRI   SAT   SUN

DATE: _____

LOCATION/ ROUTE: _____

WEATHER: _____

DISTANCE: _____   TIME: _____

WHO ARE YOU
RUNNING WITH? _____

EXERCISE: _____   TIME

_____   _____

_____   _____

_____   _____

NOTES: _____

_____

_____

_____

HOW DO YOU FEEL?

🙁 🙁 😐 🙂 😊

Running Journal

MON   TUE   WED   THU   FRI SAT SUN

DATE:

LOCATION/ ROUTE:

WEATHER:

DISTANCE: _____ TIME:

WHO ARE YOU
RUNNING WITH?

EXERCISE: TIME

NOTES:

HOW DO YOU FEEL?

Running Journal

MON   TUE   WED   THU   FRI   SAT   SUN

DATE: _____

LOCATION/ ROUTE: _____

WEATHER: _____

DISTANCE: _____   TIME: _____

WHO ARE YOU
RUNNING WITH? _____

EXERCISE:	TIME
_____	_____
_____	_____
_____	_____
_____	_____

NOTES: _____
_____
_____
_____

HOW DO YOU FEEL?

Running Journal

MON   TUE   WED   THU   FRI   SAT   SUN

DATE: _____

LOCATION/ ROUTE: _____

WEATHER: _____

DISTANCE: _____   TIME: _____

WHO ARE YOU
RUNNING WITH? _____

EXERCISE: TIME

_____   _____

_____   _____

_____   _____

_____   _____

NOTES: _____

_____

_____

_____

HOW DO YOU FEEL?

Running Journal

MON   TUE   WED   THU   FRI   SAT   SUN

DATE:

LOCATION/ ROUTE:

WEATHER:

DISTANCE: _____   TIME: _____

WHO ARE YOU
RUNNING WITH?

EXERCISE: TIME

_____   _____

_____   _____

_____   _____

_____   _____

NOTES:

HOW DO YOU FEEL?

☹ 🙁 😐 🙂 😊

Running Journal

MON   TUE   WED   THU   FRI   SAT   SUN

DATE: _____

LOCATION/ ROUTE: _____

WEATHER: _____

DISTANCE: _____   TIME: _____

WHO ARE YOU
RUNNING WITH? _____

EXERCISE: TIME

_____   _____

_____   _____

_____   _____

_____   _____

NOTES: _____

_____

_____

_____

_____

HOW DO YOU FEEL?

😦 😞   😐   🙂   😊

Running Journal

MON   TUE   WED   THU   FRI   SAT   SUN

DATE: _____

LOCATION/ ROUTE: _____

WEATHER: _____

DISTANCE: _____ TIME: _____

WHO ARE YOU
RUNNING WITH? _____

EXERCISE: **TIME**

_____   _____

_____   _____

_____   _____

NOTES: _____

_____

_____

_____

HOW DO YOU FEEL?

☹ ☹ 😐 🙂 😊

Running Journal

MON   TUE   WED   THU   FRI   SAT   SUN

DATE: _____

LOCATION/ ROUTE: _____

WEATHER: _____

DISTANCE: _____ TIME: _____

WHO ARE YOU
RUNNING WITH? _____

EXERCISE: _____   TIME

_____   _____

_____   _____

_____   _____

_____   _____

NOTES: _____

_____

_____

_____

HOW DO YOU FEEL?

Running Journal

MON   TUE   WED   THU   FRI   SAT   SUN

DATE: _____

LOCATION/ ROUTE: _____

WEATHER: _____

DISTANCE: _____ TIME: _____

WHO ARE YOU
RUNNING WITH? _____

EXERCISE:	TIME
_____	_____
_____	_____
_____	_____
_____	_____

NOTES: _____
_____
_____
_____

HOW DO YOU FEEL?

☹   ☹   😐   🙂   😊

Running Journal

MON   TUE   WED   THU   FRI   SAT   SUN

DATE: _____

LOCATION/ ROUTE: _____

WEATHER: _____

DISTANCE: _____   TIME: _____

WHO ARE YOU
RUNNING WITH? _____

EXERCISE: _____   **TIME**

_____   _____

_____   _____

_____   _____

NOTES: _____

_____

_____

_____

HOW DO YOU FEEL?

☹ ☹   😐   🙂 🙂

Running Journal

MON   TUE   WED   THU   FRI   SAT   SUN

DATE: _____

LOCATION/ ROUTE: _____

WEATHER: _____

DISTANCE: _____ TIME: _____

WHO ARE YOU
RUNNING WITH? _____

EXERCISE: _____   TIME _____

_____   _____

_____   _____

_____   _____

NOTES: _____

_____

_____

_____

HOW DO YOU FEEL?

Running Journal

MON   TUE   WED   THU   FRI   SAT   SUN

DATE: _____

LOCATION/ ROUTE: _____

WEATHER: _____

DISTANCE: _____   TIME: _____

WHO ARE YOU
RUNNING WITH? _____

EXERCISE: TIME

_____   _____

_____   _____

_____   _____

_____   _____

NOTES: _____

_____

_____

_____

HOW DO YOU FEEL?

☹ 🙁   😐   🙂   😊

Running Journal

MON   TUE   WED   THU   FRI   SAT   SUN

DATE: _____

LOCATION/ ROUTE: _____

WEATHER: _____

DISTANCE: _____   TIME: _____

WHO ARE YOU
RUNNING WITH? _____

EXERCISE: _____   TIME _____

_____   _____

_____   _____

_____   _____

NOTES: _____

_____

_____

_____

HOW DO YOU FEEL?

Running Journal

MON   TUE   WED   THU   FRI   SAT   SUN

DATE:

LOCATION/ ROUTE:

WEATHER:

DISTANCE: TIME:

WHO ARE YOU
RUNNING WITH?

EXERCISE: TIME

NOTES:

HOW DO YOU FEEL?

Running Journal

MON TUE WED THU FRI SAT SUN

DATE: _____

LOCATION/ ROUTE: _____

WEATHER: _____

DISTANCE: _____ TIME: _____

WHO ARE YOU
RUNNING WITH? _____

EXERCISE: _____ TIME

_____ _____

_____ _____

_____ _____

NOTES: _____

_____

_____

_____

HOW DO YOU FEEL?

☹ 🙁 😐 🙂 😊

Running Journal

MON   TUE   WED   THU   FRI   SAT   SUN

DATE: _____

LOCATION/ ROUTE: _____

WEATHER: _____

DISTANCE: _____   TIME: _____

WHO ARE YOU
RUNNING WITH? _____

EXERCISE: _____   TIME

_____   _____

_____   _____

_____   _____

NOTES: _____

_____

_____

_____

HOW DO YOU FEEL?

☹ ☹   😐   🙂 🙂

Running Journal

MON TUE WED THU FRI SAT SUN

DATE: _____

LOCATION/ ROUTE: _____

WEATHER: _____

DISTANCE: _____ TIME: _____

WHO ARE YOU
RUNNING WITH? _____

EXERCISE: **TIME**

_____   _____

_____   _____

_____   _____

_____   _____

NOTES: _____

_____

_____

_____

HOW DO YOU FEEL?

☹   🙁   😐   🙂   😊

Running Journal

MON   TUE   WED   THU   FRI   SAT   SUN

DATE: _____

LOCATION/ ROUTE: _____

WEATHER: _____

DISTANCE: _____   TIME: _____

WHO ARE YOU
RUNNING WITH? _____

EXERCISE: _____   TIME

_____   _____

_____   _____

_____   _____

NOTES: _____

_____

_____

_____

HOW DO YOU FEEL?

Running Journal

MON TUE WED THU FRI SAT SUN

DATE: _____

LOCATION/ ROUTE: _____

WEATHER: _____

DISTANCE: _____ TIME: _____

WHO ARE YOU
RUNNING WITH? _____

EXERCISE: _____ TIME _____

_____ _____

_____ _____

_____ _____

NOTES: _____

_____

_____

_____

HOW DO YOU FEEL?

☹ 🙁 😐 🙂 😊

Running Journal

MON   TUE   WED   THU   FRI   SAT   SUN

DATE: _____

LOCATION/ ROUTE: _____

WEATHER: _____

DISTANCE: _____   TIME: _____

WHO ARE YOU
RUNNING WITH? _____

EXERCISE: TIME

_____   _____

_____   _____

_____   _____

_____   _____

NOTES:

_____

_____

_____

HOW DO YOU FEEL?

Running Journal

MON   TUE   WED   THU   FRI   SAT   SUN

DATE: _____

LOCATION/ ROUTE: _____

WEATHER: _____

DISTANCE: _____ TIME: _____

WHO ARE YOU
RUNNING WITH? _____

EXERCISE: _____   TIME _____

_____   _____

_____   _____

_____   _____

NOTES: _____

_____

_____

_____

HOW DO YOU FEEL?

☹ ☹ 😐 🙂 😊

Running Journal

MON   TUE   WED   THU   FRI   SAT   SUN

DATE:

LOCATION/ ROUTE:

WEATHER:

DISTANCE: _____   TIME: _____

WHO ARE YOU
RUNNING WITH?

EXERCISE: TIME

NOTES:

HOW DO YOU FEEL?

Running Journal

MON TUE WED THU FRI SAT SUN

DATE: _____

LOCATION/ ROUTE: _____

WEATHER: _____

DISTANCE: _____ TIME: _____

WHO ARE YOU
RUNNING WITH? _____

EXERCISE: TIME

_____   _____

_____   _____

_____   _____

_____   _____

NOTES: _____

_____

_____

_____

HOW DO YOU FEEL?

Running Journal

MON   TUE   WED   THU   FRI   SAT   SUN

DATE: _____

LOCATION/ ROUTE: _____

WEATHER: _____

DISTANCE: _____   TIME: _____

WHO ARE YOU
RUNNING WITH? _____

EXERCISE: _____   TIME

_____   _____

_____   _____

_____   _____

NOTES: _____

_____

_____

_____

HOW DO YOU FEEL?

Running Journal

MON   TUE   WED   THU   FRI   SAT   SUN

DATE: _____

LOCATION/ ROUTE: _____

WEATHER: _____

DISTANCE: _____ TIME: _____

WHO ARE YOU
RUNNING WITH? _____

EXERCISE: _____ TIME _____

_____ _____

_____ _____

_____ _____

NOTES: _____

_____

_____

_____

HOW DO YOU FEEL?

Running Journal

MON   TUE   WED   THU   FRI   SAT   SUN

DATE:

LOCATION/ ROUTE:

WEATHER:

DISTANCE: TIME:

WHO ARE YOU
RUNNING WITH?

EXERCISE: TIME

NOTES:

HOW DO YOU FEEL?

Running Journal

MON   TUE   WED   THU   FRI   SAT   SUN

DATE: _____

LOCATION/ ROUTE: _____

WEATHER: _____

DISTANCE: _____ TIME: _____

WHO ARE YOU
RUNNING WITH? _____

EXERCISE: _____ TIME

_____ _____

_____ _____

_____ _____

NOTES: _____

_____

_____

_____

HOW DO YOU FEEL?

☹ ☹ 😐 🙂 😊

Running Journal

MON TUE WED THU FRI SAT SUN

DATE: _____

LOCATION/ ROUTE: _____

WEATHER: _____

DISTANCE: _____ TIME: _____

WHO ARE YOU
RUNNING WITH? _____

EXERCISE: _____ TIME

_____ _____

_____ _____

_____ _____

NOTES: _____

_____

_____

_____

HOW DO YOU FEEL?

☹ ☹   😐   🙂   😊

Running Journal

MON   TUE   WED   THU   FRI   SAT   SUN

DATE: _____

LOCATION/ ROUTE: _____

WEATHER: _____

DISTANCE: _____ TIME: _____

WHO ARE YOU
RUNNING WITH? _____

EXERCISE: TIME

_____   _____

_____   _____

_____   _____

_____   _____

NOTES: _____

_____

_____

_____

_____

HOW DO YOU FEEL?

Running Journal

MON   TUE   WED   THU   FRI   SAT   SUN

DATE: _____

LOCATION/ ROUTE: _____

WEATHER: _____

DISTANCE: _____   TIME: _____

WHO ARE YOU
RUNNING WITH? _____

EXERCISE: _____   TIME _____

_____   _____

_____   _____

_____   _____

NOTES: _____

_____

_____

_____

HOW DO YOU FEEL?

Running Journal

MON   TUE   WED   THU   FRI   SAT   SUN

DATE: _____

LOCATION/ ROUTE: _____

WEATHER: _____

DISTANCE: _____   TIME: _____

WHO ARE YOU
RUNNING WITH? _____

EXERCISE: _____   TIME
_____   _____

_____   _____

_____   _____

_____   _____

NOTES: _____

_____

_____

_____

_____

HOW DO YOU FEEL?

:(:(:| :)   :)

Running Journal

MON   TUE   WED   THU   FRI   SAT   SUN

DATE:

LOCATION/ ROUTE:

WEATHER:

DISTANCE: _____   TIME:

WHO ARE YOU
RUNNING WITH?

EXERCISE: TIME

NOTES:

HOW DO YOU FEEL?

Running Journal

MON   TUE   WED   THU   FRI   SAT   SUN

DATE: _____

LOCATION/ ROUTE: _____

WEATHER: _____

DISTANCE: _____   TIME: _____

WHO ARE YOU
RUNNING WITH? _____

EXERCISE: TIME

_____   _____

_____   _____

_____   _____

_____   _____

NOTES:

_____

_____

_____

_____

HOW DO YOU FEEL?

☹   😟   😐   🙂   😊

Running Journal

MON   TUE   WED   THU   FRI   SAT   SUN

DATE: _____

LOCATION/ ROUTE: _____

WEATHER: _____

DISTANCE: _____   TIME: _____

WHO ARE YOU
RUNNING WITH? _____

EXERCISE: TIME

_____   _____

_____   _____

_____   _____

_____   _____

NOTES: _____

_____

_____

_____

HOW DO YOU FEEL?

☹ ☹   😐   🙂   😊

Running Journal

MON   TUE   WED   THU   FRI   SAT   SUN

DATE:

LOCATION/ ROUTE:

WEATHER:

DISTANCE: _____   TIME: _____

WHO ARE YOU
RUNNING WITH?

EXERCISE: **TIME**

NOTES:

HOW DO YOU FEEL?

Running Journal

MON   TUE   WED   THU   FRI   SAT   SUN

DATE: _____

LOCATION/ ROUTE: _____

WEATHER: _____

DISTANCE: _____ TIME: _____

WHO ARE YOU
RUNNING WITH? _____

EXERCISE: **TIME**

_____   _____

_____   _____

_____   _____

_____   _____

NOTES: _____

_____

_____

_____

HOW DO YOU FEEL?

Running Journal

MON TUE WED THU FRI SAT SUN

DATE: _____

LOCATION/ ROUTE: _____

WEATHER: _____

DISTANCE: _____ TIME: _____

WHO ARE YOU
RUNNING WITH? _____

EXERCISE:	TIME
_____	_____
_____	_____
_____	_____

NOTES: _____
_____
_____
_____

HOW DO YOU FEEL?

☹ ☹ 😐 🙂 😊

Running Journal

MON TUE WED THU FRI SAT SUN

DATE:

LOCATION/ ROUTE:

WEATHER:

DISTANCE: TIME:

WHO ARE YOU
RUNNING WITH?

EXERCISE: TIME

NOTES:

HOW DO YOU FEEL?

Running Journal

MON   TUE   WED   THU   FRI   SAT   SUN

DATE: _____

LOCATION/ ROUTE: _____

WEATHER: _____

DISTANCE: _____   TIME: _____

WHO ARE YOU
RUNNING WITH? _____

EXERCISE:	TIME
_____	_____
_____	_____
_____	_____
_____	_____

NOTES: _____
_____
_____
_____

HOW DO YOU FEEL?

🙁 🙁 😐 🙂 🙂

Running Journal

MON   TUE   WED   THU   FRI   SAT   SUN

DATE: _____

LOCATION/ ROUTE: _____

WEATHER: _____

DISTANCE: _____   TIME: _____

WHO ARE YOU
RUNNING WITH? _____

EXERCISE: TIME

_____   _____

_____   _____

_____   _____

_____   _____

NOTES: _____

_____

_____

_____

HOW DO YOU FEEL?

☹ ☹   😐   🙂   😊

Running Journal

MON TUE WED THU FRI SAT SUN

DATE: _____

LOCATION/ ROUTE: _____

WEATHER: _____

DISTANCE: _____ TIME: _____

WHO ARE YOU
RUNNING WITH? _____

EXERCISE: **TIME**

_____   _____

_____   _____

_____   _____

_____   _____

NOTES: _____

_____

_____

_____

HOW DO YOU FEEL?

☹ 🙁 😐 🙂 😊

Running Journal

MON   TUE   WED   THU   FRI   SAT   SUN

DATE: _____

LOCATION/ ROUTE: _____

WEATHER: _____

DISTANCE: _____ TIME: _____

WHO ARE YOU
RUNNING WITH? _____

EXERCISE: _____   **TIME** _____

_____   _____

_____   _____

_____   _____

NOTES: _____

_____

_____

_____

HOW DO YOU FEEL?

Running Journal

MON   TUE   WED   THU   FRI   SAT   SUN

DATE: _____

LOCATION/ ROUTE: _____

WEATHER: _____

DISTANCE: _____ TIME: _____

WHO ARE YOU
RUNNING WITH? _____

EXERCISE: _____ TIME

_____   _____

_____   _____

_____   _____

NOTES: _____

_____

_____

_____

HOW DO YOU FEEL?

😦 😕 😐 🙂 😊

Running Journal

MON   TUE   WED   THU   FRI   SAT   SUN

DATE: _____

LOCATION/ ROUTE: _____

WEATHER: _____

DISTANCE: _____   TIME: _____

WHO ARE YOU
RUNNING WITH? _____

EXERCISE: _____   TIME _____

_____   _____

_____   _____

_____   _____

NOTES: _____

_____

_____

HOW DO YOU FEEL?

☹ 🙁   😐   🙂   😊

Running Journal

MON TUE WED THU FRI SAT SUN

DATE: _____

LOCATION/ ROUTE: _____

WEATHER: _____

DISTANCE: _____ TIME: _____

WHO ARE YOU
RUNNING WITH? _____

EXERCISE: _____ TIME _____

_____ _____

_____ _____

_____ _____

NOTES: _____

_____

_____

_____

HOW DO YOU FEEL?

Running Journal

MON   TUE   WED   THU   FRI   SAT   SUN

DATE:

LOCATION/ ROUTE:

WEATHER:

DISTANCE: _____   TIME: _____

WHO ARE YOU
RUNNING WITH?

EXERCISE: TIME

_____   _____

_____   _____

_____   _____

_____   _____

NOTES:

_____

_____

_____

HOW DO YOU FEEL?

Running Journal

MON   TUE   WED   THU   FRI   SAT   SUN

DATE: _____

LOCATION/ ROUTE: _____

WEATHER: _____

DISTANCE: _____   TIME: _____

WHO ARE YOU
RUNNING WITH? _____

EXERCISE: _____   TIME _____

_____   _____

_____   _____

_____   _____

NOTES: _____

_____

_____

_____

HOW DO YOU FEEL?

😟 😕 😐 🙂 😊

Running Journal

MON   TUE   WED   THU   FRI   SAT   SUN

DATE:

LOCATION/ ROUTE:

WEATHER:

DISTANCE: _____   TIME: _____

WHO ARE YOU
RUNNING WITH?

EXERCISE: **TIME**

NOTES:

HOW DO YOU FEEL?

Running Journal

MON   TUE   WED   THU   FRI   SAT   SUN

DATE:

LOCATION/ ROUTE:

WEATHER:

DISTANCE: _____   TIME: _____

WHO ARE YOU
RUNNING WITH?

EXERCISE: TIME

_____   _____

_____   _____

_____   _____

_____   _____

NOTES:

HOW DO YOU FEEL?

Running Journal

MON   TUE   WED   THU   FRI   SAT   SUN

DATE: _____

LOCATION/ ROUTE: _____

WEATHER: _____

DISTANCE: _____   TIME: _____

WHO ARE YOU
RUNNING WITH? _____

EXERCISE: TIME

_____   _____

_____   _____

_____   _____

_____   _____

NOTES:

_____

_____

_____

_____

HOW DO YOU FEEL?

Running Journal

MON   TUE   WED   THU   FRI   SAT   SUN

DATE: _____

LOCATION/ ROUTE: _____

WEATHER: _____

DISTANCE: _____   TIME: _____

WHO ARE YOU
RUNNING WITH? _____

EXERCISE:	TIME
_____	_____
_____	_____
_____	_____
_____	_____

NOTES: _____
_____
_____
_____

HOW DO YOU FEEL?

☹   🙁   😐   🙂   😊

Running Journal

MON   TUE   WED   THU   FRI   SAT   SUN

DATE:

LOCATION/ ROUTE:

WEATHER:

DISTANCE: _____   TIME:

WHO ARE YOU
RUNNING WITH?

EXERCISE: TIME

_____   _____

_____   _____

_____   _____

_____   _____

NOTES:

HOW DO YOU FEEL?

Running Journal

MON   TUE   WED   THU   FRI   SAT   SUN

DATE: _____

LOCATION/ ROUTE: _____

WEATHER: _____

DISTANCE: _____ TIME: _____

WHO ARE YOU
RUNNING WITH? _____

EXERCISE: _____   TIME _____

_____   _____

_____   _____

_____   _____

NOTES: _____

_____

_____

_____

HOW DO YOU FEEL?

☹ 🙁 😐 🙂 😊

Running Journal

MON   TUE   WED   THU   FRI   SAT   SUN

DATE:

LOCATION/ ROUTE:

WEATHER:

DISTANCE: _____ TIME: _____

WHO ARE YOU
RUNNING WITH?

EXERCISE: TIME

NOTES:

HOW DO YOU FEEL?

Running Journal

MON   TUE   WED   THU   FRI   SAT   SUN

DATE:

LOCATION/ ROUTE:

WEATHER:

DISTANCE: _____   TIME: _____

WHO ARE YOU
RUNNING WITH?

EXERCISE: TIME

NOTES:

HOW DO YOU FEEL?

Running Journal

MON   TUE   WED   THU   FRI   SAT   SUN

DATE:

LOCATION/ ROUTE:

WEATHER:

DISTANCE: TIME:

WHO ARE YOU
RUNNING WITH?

EXERCISE: TIME

NOTES:

HOW DO YOU FEEL?

Running Journal

MON   TUE   WED   THU   FRI   SAT   SUN

DATE: _____

LOCATION/ ROUTE: _____

WEATHER: _____

DISTANCE: _____   TIME: _____

WHO ARE YOU
RUNNING WITH? _____

EXERCISE: TIME
_____   _____

_____   _____

_____   _____

_____   _____

NOTES: _____

_____

_____

_____

_____

HOW DO YOU FEEL?

☹ 🙁 😐 🙂 😊

Running Journal

MON   TUE   WED   THU   FRI   SAT   SUN

DATE: _____

LOCATION/ ROUTE: _____

WEATHER: _____

DISTANCE: _____ TIME: _____

WHO ARE YOU
RUNNING WITH? _____

EXERCISE: _____ TIME

_____   _____

_____   _____

_____   _____

_____   _____

NOTES: _____

_____

_____

_____

HOW DO YOU FEEL?

☹ 🙁   😐   🙂   😊

Running Journal

MON TUE WED THU FRI SAT SUN

DATE: _____

LOCATION/ ROUTE: _____

WEATHER: _____

DISTANCE: _____ TIME: _____

WHO ARE YOU
RUNNING WITH? _____

EXERCISE: TIME

_____   _____

_____   _____

_____   _____

_____   _____

NOTES:

_____

_____

_____

_____

HOW DO YOU FEEL?

☹ 🙁 😐 🙂 😊

Running Journal

MON   TUE   WED   THU   FRI   SAT   SUN

DATE: _____

LOCATION/ ROUTE: _____

WEATHER: _____

DISTANCE: _____   TIME: _____

WHO ARE YOU
RUNNING WITH? _____

EXERCISE: TIME

_____   _____

_____   _____

_____   _____

_____   _____

NOTES: _____

_____

_____

_____

_____

HOW DO YOU FEEL?

Notes

Notes

Notes

Made in United States
North Haven, CT
12 May 2022